PUBLICATIONS DE LA SOCIÉTÉ FRANÇAISE D'HYGIÈNE

L'HYGIÈNE

EN TUNISIE

PAR LE

Dr Lucien MARTIN

De la Société française d'hygiène.

PARIS

AU BUREAU DE LA SOCIÉTÉ

30, RUE DU DRAGON, 30

—

1891

Organe de la Société :

JOURNAL D'HYGIÈNE
CLIMATOLOGIE

EAUX MINÉRALES, STATIONS HIVERNALES ET MARITIMES, ÉPIDÉMIOLOGIE
Bulletin des Conseils d'Hygiène et de Salubrité

PUBLIÉ PAR

Le Dr PROSPER DE PIETRA SANTA

30, rue du Dragon
PARIS

PUBLICATIONS DE LA SOCIÉTÉ FRANÇAISE D'HYGIÈNE

L'HYGIÈNE

EN TUNISIE

PAR LE

Dr Lucien MARTIN

De la *Société française d'hygiène*.

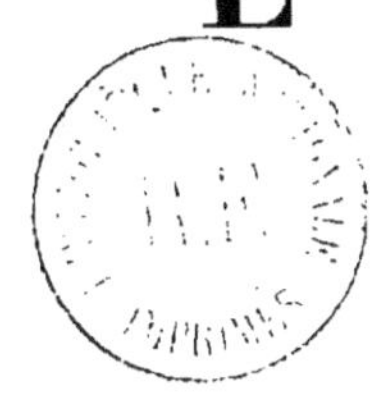

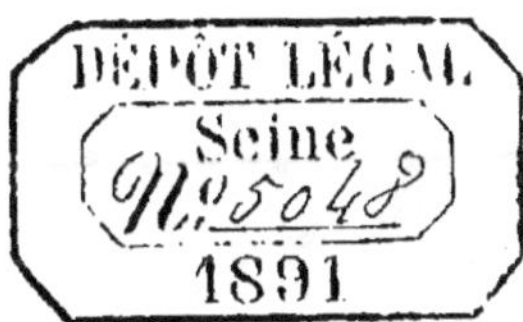

PARIS

AU BUREAU DE LA SOCIÉTÉ

30, RUE DU DRAGON, 30

1891

L'HYGIÈNE

EN TUNISIE

I

Géographiquement la Tunisie ne saurait être séparée de l'Algérie : l'orographie, la géologie et la climatologie des deux pays sont sensiblement analogues. Au point de vue climatologique, qui concerne davantage l'hygiène, la Tunisie fait partie, avec l'Algérie et le Maroc, du groupe occidental de la région africaine, côté septentrional, et ressortit au climat torride compris entre l'équateur thermal et les lignes isothermes de + 25°. Son climat est, toutefois, plus chaud que celui de l'Algérie, parce que les vents du désert y accèdent plus aisément. On a vu, par le sirocco, la température s'élever jusqu'à 48 degrés centigrades. En Algérie, néanmoins, ce maximum a été dépassé en 1880, dans le cercle de Lalla-Maghnia, 49° à l'ombre, aux smalas de Chaaba et Sidi-Medjaed, fait inouï jusqu'alors dans ces postes qui ne sont pourtant aucunement abrités contre le sirocco. La moyenne thermique annuelle de la Tunisie est d'un peu plus de 25°.

La région du littoral (Sahel) montre les plus fertiles cultures dans un sol pierreux, léger, couvert d'oliviers ; mais à partir de Sfax jusqu'à Boussah, limite du désert, ce ne sont plus que plaines stériles, semées d'immenses marais salés *(Sebhkas ou Chotts)* et entrecoupés de quelques oasis.

Les sels magnésiens et les chlorures, qui abondent dans le sol de la Tunisie, expliquent la rareté des eaux potables et l'abondance des eaux minérales. L'empereur Hadrien, frappé de cette infériorité hygiénique de Carthage, et, selon Spartianus, son biographe, pour prévenir le retour de la disette d'eau effroyable que la cité eut à subir au cours d'une sécheresse de cinq années consécutives, entreprit l'immense et majestueux aqueduc du Djebel Djougar et du Djebel Zaghouan. Cet aqueduc, terminé par Septime Sévère, sorti de ses ruines grâce à la générosité de Sidi Mohammed el Sadok, fournit aujourd'hui à Tunis la Glorieuse *(Tounes el Kadra)* un élément inappréciable de richesse et de salubrité et a fait oublier l'épithète de « la Fétide » *(Fassedeh)* qui lui avait été appliquée par Louis Frank, médecin du bey Hamoudah.

Voici l'ordre et la marche des saisons dans la Régence : l'hiver commence en janvier et dure deux mois, avec une température moyenne de 15° à 18° et des pluies assez abondantes ; le printemps commence en mars et finit en mai, avec une moyenne de 18 à 25° ; l'été va de mai en octobre et le thermomètre s'élève de 25° à 30°. L'automne arrive en octobre et ramène les pluies avec une température de 18° à 22°.

Les maladies qui dominent dans la Régence sont les fièvres palustres et les affections gastro-intestinales. Les maladies des yeux (et surtout la conjonctive granuleuse), le clou de Gassa (analogue à celui de Biskra), les affections cutanées et la scrofule, complètent l'ensemble de la géographie médicale. Tous les observateurs y signalent aussi la grande fréquence du ténia inerme.

Depuis l'occupation française, c'est la fièvre typhoïde, l'impaludisme et la dysenterie qui semblent dominer surtout la pathologie (E. ROCHEFORT). Sans être fréquemment pernicieuses, les fièvres tunisiennes paraissent particulièrement tenaces (CATRIN). Quant aux diarrhées et dysenteries, elles reconnaissent fréquemment pour causes le refroidissement nocturne et l'ingestion d'eaux défectueuses. E. Rochefort reconnaît en somme *(Dict. Encycl.)* que la Tunisie est plus favorable à nos soldats que l'Algérie prise dans son ensemble. De plus, on peut raisonnablement espérer des améliorations notables pour l'avenir : « la fièvre typhoïde et la dysenterie doivent reculer devant l'hygiène, et le paludisme devant la culture et l'accroissement de la population. » D'ailleurs, il faut remarquer que depuis cinq ans la dysenterie a diminué déjà de plus des deux tiers et qu'elle ne figure plus, dans la mortalité, que pour 1 pour 1000.

Tunis, assaini, deviendra assurément une cité très salubre, puisque, entourée de marais infects comme elle l'est encore, sa mortalité est pourtant faible et ses habitants sont robustes. Enfin, il faut remarquer que la Régence est assez rarement visitée par les épidémies : c'est ainsi que le choléra n'y a point paru depuis 1869, malgré de fréquentes importations possibles.

II

Nous voudrions résumer maintenant, en quelques pages, l'hygiène en Tunisie, et les règles sanitaires qui concourent le mieux à l'acclimatement des Européens dans cette belle colonie.

Autant que possible, les nouveaux venus doivent s'efforcer d'arriver dans une période de l'année sise en dehors de la saison endémo-épidémique palustre, qui s'étend de fin juin à fin novembre.

Contre la dysenterie, éviter le refroidissement du ventre. Eviter de boire des eaux dont on ne connaît pas la parfaite salubrité. Se rappeler que l'étiologie de la maladie reconnaît des causes multiples : influences météoriques, infectieuses et alimentaires.

Les influences météoriques se montrent dans la fréquence de la dysenterie pendant la saison chaude, et ce

*

n'est pas sous l'influence d'une chaleur continue, mais bien après une chaleur intense, suivie d'un refroidissement. Elle est aussi plus fréquente en dehors des villes; les habitants des campagnes étant plus exposés aux refroidissements.

En 1799, en Égypte, l'épidémie cessa dès que nos troupes furent suffisamment abritées. Elle peut naître du passage à gué d'une rivière, ou par manque de vêtements. Le vêtement a une influence capitale de production ou de préservation, ainsi que l'alimentation solide ou liquide. « A l'imitation des habitants de l'Algérie, et encore de ceux des Maremmes toscanes, il serait utile de faire porter de la flanelle aux ouvriers, c'est là aussi un moyen à opposer au frisson initial et à l'arrêt de l'action éliminatrice de la peau. » (Léon Collin.) Ce conseil, utile pour la prophylaxie de la fièvre intermittente, ne l'est pas moins pour celle de la dysenterie.

Le vêtement doit, par sa forme, sa disposition, l'agencement des pièces qui le composent, l'étoffe dont il est fabriqué, satisfaire aux conditions suivantes :

« 1° Protéger le corps contre la radiation solaire ;

» 2° Le maintenir dans des conditions de température modérée;

» 3° Favoriser l'évaporation compensatrice qui s'opère à la surface de la peau ;

» 4° Prévenir les refroidissements trop brusques ou trop intenses, qui résultent, soit de cette évaporation même, soit de l'abaissement de la température ambiante ;

» 5° Ne pas devenir pour le corps une cause nouvelle d'excitation par les frottements qu'il occasionne et qui sont plus ou moins irritants, suivant la nature de l'étoffe et suivant la forme du vêtement. Ils le sont d'autant plus que les sueurs sont plus abondantes et que le prurit des éruptions cutanées est déjà intolérable. » (Nicolas, Lacaze, Signol.)

Le vêtement le plus pratique sera donc composé de

chemises de soie, coton ou laine (si une sensibilité morbide cutanée ou la gale bédouine permettent l'usage de cette dernière matière).

Des vêtements amples de soie, ramie, molleton ou flanelle, ne serrant ni le cou, ni les poignets, ce qui, en entravant la circulation, favoriserait le « coup de chaleur ». Le costume sera complété par une ceinture de laine, de crêpe de Chine ou de cachemire. Le casque ou le chapeau de paille sera porté au soleil.

Les causes infectieuses sont moins connues. Boudin, à Versailles, crut pouvoir rattacher la dysenterie à l'impaludisme; mais à Rochefort la dysenterie est rare et les fièvres intermittentes très communes, tandis qu'à Suez le contraire a lieu.

Ce qui est indiscutable, c'est que les substances animales en putréfaction sont des causes puissantes de dysenterie, ainsi que la mauvaise installation des latrines.

Les influences alimentaires sont représentées par l'insuffisance ou la grossièreté de la nourriture. En Algérie, au cours d'une épidémie, la suppression du lard salé, dans l'alimentation des troupes, a diminué le nombre des cas de maladie. L'influence la plus importante est celle de la qualité des eaux de consommation. Si elles sont trop chaudes, 26 à 28 degrés, elles peuvent — comme dans l'expédition de Syrie — occasionner la dysenterie; il en sera de même si les eaux contiennent trop de principes minéraux ou de principes organiques (eau des chotts et des citernes).

Les eaux marécageuses contenant des détritus végétaux agissent mécaniquement pour produire la dysenterie.

Enfin ne négliger jamais les soins hygiéniques, car il n'existe pas d'acclimatement pour cette maladie, ce sont au contraire les plus vieux résidents qui fournissent le plus de dysentériques. Se garder de la constipation et ne pas sortir au soleil dès qu'une trop grande liberté du ventre se produit.

Pour se préserver de la *malaria* et de son cortège de fièvres quotidiennes, tierces, quartes, larvées, pernicieuses, délirantes, algides, cholériformes, hématuriques, bilieuses (qui revêtent la forme de dysenterie), solitaires, ainsi que de l'anémie palustre, l'Européen devra, comme il a été dit, arriver à la fin de la période endémo-épidémique.

Son alimentation devra être tonique; son vêtement, nous l'avons décrit.

Si ses occupations doivent lui faire traverser une région palustre, un repas préliminaire et une dose hygiénique de 50 centigrammes de sulfate de quinine (les doses de 10 à 20 cent. sont plutôt nuisibles), seront fort utiles. Le sol de son habitation, dans les pays malariques, sera exhaussé.

Quant aux moyens généraux, il est regrettable que le projet de mer intérieure du regretté colonel Roudaire ne semble pas pratiquement possible à réaliser.

III

En revanche, les moyens généraux facilement et efficacement applicables par le Gouvernement, la grande culture, voire même la petite, peuvent chasser la malaria. La plaine de la Mitidja, Mexico, les environs de la baie de San Francisco le prouvent; et, en France, la Sologne en est un exemple plus probant encore.

Sans parler de la plaine de la Mitidja, connue en Tunisie, comme un exemple d'assainissement lucratif par la culture et comme coin d'épreuve triomphante de la devise du maréchal Bugeaud « *Ense et aratro* »; sans vouloir s'étendre trop longuement sur l'asséchement de Mexico par le Gommier bleu tasmanien (Eucalyptus), dont la croissance y est si rapide que les racines de ces arbres plantés en bordure des avenues soulèvent les dalles des trottoirs; sans insister sur la vie rendue possible aux laitiers portugais des plages de la baie de San Francisco (nombreux, car le bétail à cornes vient admirablement dans ces marécages), grâce à la vertu purifiante de ces gommiers et à la précaution que prend chaque habitant d'entourer sa maison, exhaussée d'environ deux mètres au-dessus du sol, de plants de tournesol ou grand soleil *(helianthus annuus)*, dont la large frondaison assainit antérieurement la Hollande infectée, et dessécha les terrains maremmatiques du comté de Washington ; il faut au futur émigrant en Tunisie, montrer l'exemple de la Sologne.

« Dans ces derniers temps (Dr E. Monin, *La prévention des fièvres en Sologne*), on a beaucoup parlé de l'*Eucalyptus globulus* ou gommier bleu tasmanien, dont la croissance est très rapide, puisqu'en dix ans il atteint la hauteur d'une futaie séculaire. L'eucalyptus absorbe les miasmes fébrigènes et paraît émettre même certaines vapeurs antiseptiques de la série aromatique, capables de rendre très salubre le climat, et de tuer les moustiques, les parasites animaux et les végétaux inférieurs. En Algérie, en Italie *(agro romano)*, en Corse, l'eucalyptus a rendu de très réels services. Ainsi que l'a démontré le sénateur romain Luigi Torelli, cet arbre résiste très bien au froid. »

Ajoutons quelques chiffres : En vingt-quatre heures, une branche d'eucalyptus garnie de ses feuilles, pesant en son ensemble 2^{kg}500, placée dans un récipient d'eau exposé au soleil, évapore 16 litres de liquide. En Algérie, dans l'espace de huit ans, un de ces arbres prend 20 mètres de hauteur, et 30 centimètres de diamètre en cinq ans. Il n'est pas question ici du produit commercial assuré que donne l'eucalyptus ; non plus que de l'élément d'engrais pour les bestiaux et volailles, ni de l'huile essentielle que fournissent les graines de tournesol.

En outre, le pin, l'osier, le saule, le frêne, le platane, le mûrier, donneront, ainsi que les prairies très denses, une salubrité presque parfaite à un sol auquel, pour être un des meilleurs de la terre, il n'a manqué que le travail civilisateur, auquel on devra employer plus de machines que d'hommes. Il n'est pas besoin de dire que la viticulture aura sa grande place dans ce travail d'assainissement. Les bénéfices considérables produits par la culture de la vigne permettront au viticulteur d'entreprendre des travaux d'assainissement hydraulique, dont une autre culture ne couvrirait pas les frais.

IV

La malaria, la dysenterie évitées, ce qu'il y a à craindre le plus pour l'Européen sont les excès vénériens, l'alcoolisme et l'insolation.

Dans les deux premiers cas, avoir présent à la mémoire l'axiome de Stanley : « L'Afrique tue les vénériens, les débauchés et les buveurs. »

L'insolation, en Tunisie, ne se produit pas seulement, comme dans nos contrées, sous l'influence directe solaire. Elle se manifeste aussi sous la tente, car le contact du sol surchauffé est aussi dangereux que la brûlure du soleil. Contrairement à la dysenterie, elle atteint plus particulièrement les nouveaux venus, quoique les indigènes n'en soient pas exempts. Les cas les plus fréquents ont lieu sur les routes tracées dans les gorges.

Éviter les écarts alcooliques, dangereux pour le foie ; mais ne boire que de l'eau bien filtrée, des eaux minérales, du thé ou du café léger pour éviter le ténia, les accidents par les sangsues (dont la fumée de tabac, les gargarismes salés ou vinaigrés vous libèrent promptement) et surtout une foule de maladies zymotiques.

Quoique le climat y incite, éviter l'abus des plaisirs sexuels qui épuisent rapidement ; éviter l'oisiveté ; faire la sieste, mais de courte durée, après avoir quitté tous ses vêtements et ablution complète avant de se vêtir à nouveau.

Les ablutions fréquentes, ordonnées par le Prophète, sont presque indispensables. Elles assurent le bon fonctionnement de la peau; elles endurcissent contre les refroidissements, et à ce propos se souvenir du mot de de Lesseps : « Ce qu'il y a de plus à craindre dans les pays chauds c'est le froid. » Les syphilides papulo-crustacées, presque spéciales à l'Afrique, sont plus fréquentes dans les tribus rationnées d'eau ou fournies seulement d'eaux magnésiennes, que dans les tribus mieux partagées, ou dans les villes où le hamman est facile. L'Européen fera bien de se garder de l'abus du bain maure, tout en prenant, autant qu'il le pourra, à l'indigène, de ses mœurs, coutumes, vêtements, heures de sommeil, *modus vivendi* général enfin du Tunisien. La gale bédouine, affection fréquente, douloureuse, non dangereuse, se guérira par l'abstention des bains de mer et l'usage bi-quotidien de bains prolongés d'eau douce fraîche et amidonnée.

L'ophtalmie granuleuse sera traitée par des applications d'eau boriquée très chaude ou mieux par l'emploi du Kh'ol ou Koheul, collyre sec à base de sulfure d'antimoine qui est l'une des dix prescriptions relatives au corps, révélées à Sidi-Ibrahim-el-Khelil, dont Sidi Khelil a dit au chapitre El Djemâa :

« Il faut que chaque vendredi, l'homme accomplisse les dix choses révélées à notre seigneur Ibrahim, et recommandées par El Syouty, ou quelques-unes au moins, s'il ne peut les accomplir toutes.

» Quelques-unes des autres prescriptions sont le henné, acclimaté en France, ainsi que le souak; et la principale que le législateur hygiéniste ne considère pourtant que comme facultative est l'oudou el kebir (la grande ablution de l'homme et de la femme, appelée aussi oudou el djenaba, ablution des flancs) et qui nous semble être obligatoire.

« Pour terminer ce court aperçu des mesures d'hygiène, je crois intéressant de citer quelques proverbes qui, basés sur l'expérience des Arabes, pourront être de la plus grande utilité aux Européens :

— « Ne marchez jamais les pieds nus de crainte des vipères et parce que :

» *Haffa ikhal el beseur,*

» *Ikhal el djeghend.*

» *Ou ikhal el neufss.*

» Marcher les pieds nus affaiblit la vue,

» Diminue la force,

» Et diminue la respiration (ou mieux : rend impuissant ».

— « Ne vous découvrez jamais la tête pendant l'automne et le printemps surtout; redoutez les coups de soleil *(Bokuelat el Chemce).* »

— « Evitez les coups de lune. »

— « Ne dormez jamais sur le sable nu, vous vous lèveriez avec la fièvre. »

— « Ne buvez jamais à la bouche de vos outres, mais faites rafraîchir et laissez aérer l'eau dans une tasse.

» *Echerob men foum el lefaa;*

» *Ou la techerob men foum el guerba.* »

— « Bois à la bouche de la vipère,

» Ne bois jamais à la bouche de la peau de bouc. »

— « Après avoir mangé de la viande, ne buvez jamais d'eau sans attendre un moment. »

— « Ne buvez jamais le matin avant d'avoir mangé, vous auriez soif toute la journée. »

— « Ne buvez jamais avant de vous être reposé. »

— « Ne buvez jamais que deux fois par jour. »

Dʳ Lucien MARTIN.

Paris, 5 septembre 1891.

IMPRIMERIE CENTRALE DES CHEMINS DE FER. — IMPRIMERIE CHAIX.
RUE BERGÈRE, 20, PARIS. — 20426-9-91

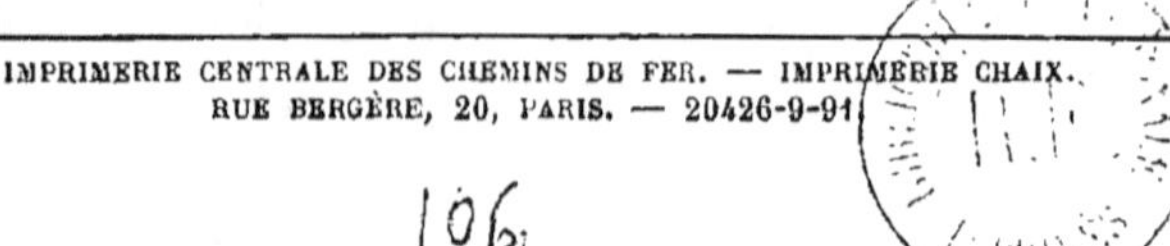

PRINCIPALES PUBLICATIONS DE LA SOCIÉTÉ

(1877-1890)

N° 1. D^r DE PIETRA SANTA. *Société française d'hygiène, sa rai-
son d'être, son but, son avenir*; broch. in-8°, 1877.

N° 5. ASSAINISSEMENT DE PARIS. Épuration et utilisation des
Eaux d'égout de la ville (Presqu'île de Gennevil-
liers et forêt de Saint-Germain). Documents divers;
broch. in-8°, 1880.

N° 9. ASSAINISSEMENT DE PARIS (les Odeurs de Paris et les
Systèmes des Vidanges); broch. in-8°, 1882.

N° 11. Dr E. MONIN. La propreté de l'individu et de la maison; broch. in-8°, 1884. — 4e édition 1886.

N° 14. HYGIÈNE ET ÉDUCATION DE L'ENFANCE (de la naissance à
douze ans). Réunion des trois brochures publiées après
les concours de 1879-1884-1886; vol. in-8°, Paris, 1886.

N° 16. Dr BLAYAC. Une colonie scolaire (vacances de 1887;
broch. in-8° avec tableaux, 1887).

N° 18. D^r DE PIETRA SANTA et A. JOLTRAIN. Les stations d'eaux
minérales du centre de la France. La caravane hydrologique de septembre 1887. Vol. in-8°, illustré de
6 gravures. Paris 1888.

N° 19. D^r DE PIETRA SANTA et A. JOLTRAIN. Les stations d'eaux
minérales et les stations sanitaires de la Suisse et
des Vosges. La caravane hydrologique d'août 1888.
Vol. in-8°, illustré de 12 gravures. Paris 1889.

N° 25. D^r DE PIETRA SANTA. Les viandes américaines. Trichine
et Trichinose; broch. in-8°, Paris 1890.

---

www.ingramcontent.com/pod-product-compliance
Lightning Source LLC
LaVergne TN
LVHW051019060726

842524LV00007B/2691